BEI GRIN MACHT SICH IHR WISSEN BEZAHLT

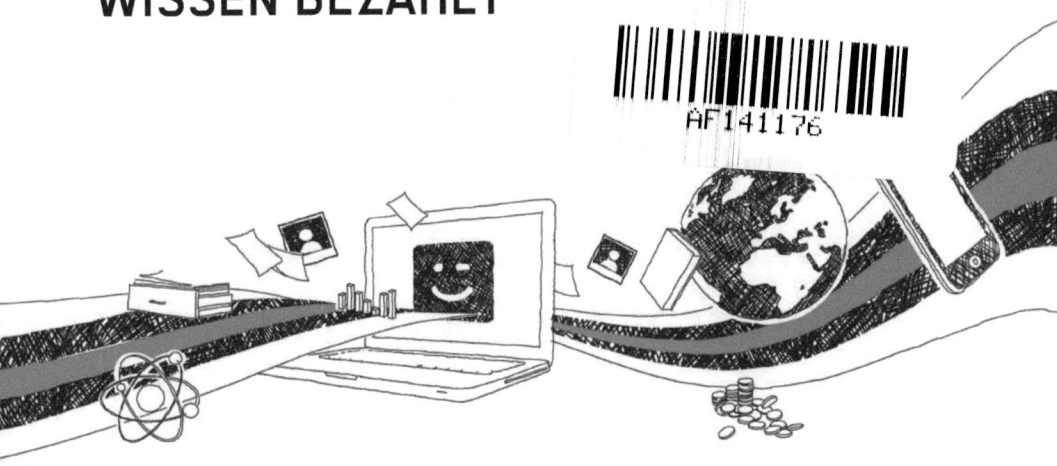

- Wir veröffentlichen Ihre Hausarbeit, Bachelor- und Masterarbeit

- Ihr eigenes eBook und Buch - weltweit in allen wichtigen Shops

- Verdienen Sie an jedem Verkauf

Jetzt bei www.GRIN.com hochladen und kostenlos publizieren

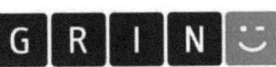

Postoperative Stürze vermeiden. Welche Präventionsmaßnahmen und Sorgfaltspflichten lassen sich mithilfe einer Analyse von Sturzprotokollen ableiten?

Marco Pajonk

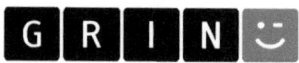

Bibliografische Information der Deutschen Nationalbibliothek:

Die Deutsche Nationalbibliothek verzeichnet diese Publikation in der Deutschen Nationalbibliografie; detaillierte bibliografische Daten sind im Internet über http://dnb.d-nb.de abrufbar.

ISBN: 9783346700612
Dieses Buch ist auch als E-Book erhältlich.

© GRIN Publishing GmbH
Nymphenburger Straße 86
80636 München

Druck und Bindung: Books on Demand GmbH, Norderstedt Germany
Gedruckt auf säurefreiem Papier aus verantwortungsvollen Quellen

Das vorliegende Werk wurde sorgfältig erarbeitet. Dennoch übernehmen Autoren und Verlag für die Richtigkeit von Angaben, Hinweisen, Links und Ratschlägen sowie eventuelle Druckfehler keine Haftung.

Das Buch bei GRIN: https://www.grin.com/document/1262750

Inhaltsverzeichnis

Abbildungsverzeichnis

Tabellenverzeichnis

Abkürzungsverzeichnis

Abb.	Abbildung
bzw.	beziehungsweise
DNQP	Deutsches Netzwerk für Qualitätssicherung in der Pflege
S.	Seite
s.	siehe
Tab.	Tabelle
UAGS	Unterarmgehstützen
vgl.	Vergleiche
WHO	World Health Organization
z.B.	zum Beispiel

1. Einleitung

Das Krankenhaus Musterstadt wechselte im Jahr 2022 seine Ausrichtung Orthopädie - Elektiv hin zur Orthopädie und Unfallchirurgie mit gleichzeitigem Wechsel des Chefarztes. Damit kam es nicht nur zu einer Zunahme des Arbeitsspektrums, sondern auch zu einem Anstieg der Patientenklientel in der Traumatologie und Rheumatologie. Im Zuge dessen konnte ein vermehrtes Auftreten von Stürzen, das bis dahin im nur selten aufgetreten war, postoperativ beobachtet werden. Als Grund wurde bisher angenommen, dass es sich bei den Stürzen um Patienten handle, die zumeist im höheren und hohen Lebensalter waren und vermehrt mit zusätzlichen Erkrankungen physisch sowie psychisch behaftet waren. Bei genauerer Analyse können diese zusätzlichen Erkrankungen nicht bestritten werden, allerdings ist auch zu beobachten, dass es sich nicht nur um Patienten im höheren und hohen Alter handelte, sondern auch um Patienten, die nur wenige zusätzliche Erkrankungen aufwiesen und kognitiv unauffällig waren. Um diese Veränderungen in Form von Kennzahlen zu verdeutlichen, soll eine Auswertung der Sturzereignisprotokolle der Station Orthopädie und Unfallchirurgie der Jahre 2021 und 2022 erfolgen. Mit der Analyse der Sturzprotokolle soll die aktuelle Ist-Situation gezeigt werden. Daraus könnten entsprechende Maßnahmen abgeleitet und das pflegerische Handeln verbessert werden.

1.1 Hintergrund

Im stationären Setting fordert der Gesetzgeber eindeutige qualitätssichernde Maßnahmen zur Patientensicherheit. Der Begriff Pflegequalität wird durch die Einteilung in Prozess-, Struktur- und Ergebnisqualität wie sie bereits Donabedian beschrieb. Dieser spricht in seinen Ausführungen nicht von einer Pflegequalität, sondern von einer Versorgungsqualität (vgl. Selbmann in Kolip 2002: 249). In Verbindung dazu ist auch die Umsetzung des Expertenstandards Sturzprophylaxe im stationären Bereich - Pflege zu betrachten, der auch bei Rechtsstreitigkeiten Beachtung findet. Eine maßgebliche Rolle spielt im Bereich der Haftung die Außerachtlassung der im Verkehr erforderlichen

Sorgfalt und damit die fahrlässige Schädigung des Patienten durch einen Behandlungs- bzw. Pflegefehler. Damit stellt sich die Frage, welche Sorgfaltspflichten die Pflegekraft treffen.

1.2 Ziele und Fragestellung

Die Folgen eines postoperativen Sturzes stellen nicht nur eine zusätzliche psychische Belastung für den Patienten in seinem Genesungsprozess dar, sondern auch für Pflegekräfte und Angehörige. Zudem kann damit auch ein erheblicher monetärer Ressourcenverbrauch der Einrichtung einhergehen. Daher ist es um so relevanter, Stürze zu vermeiden und Patienten in ihrem Genesungsprozess frühzeitig gegebenenfalls vor der Operation (präoperativ) zu unterstützen und zu informieren. Ein Ziel der Auswertung ist es, ein Muster der Sturzereignisse erkennen zu können und somit eine Sturzpräventionsmaßnahme abzuleiten die letztlich zu einer Verringerung oder Vermeidung von Stürzen beitragen kann. Für diese Arbeit ergibt sich dementsprechend folgende Fragestellung:

- *Welche ursächlichen Ereignisse spielen eine Rolle, die zur Entstehung eines Sturzes beitragen?*

2.Theoretischer Bezugsrahmen

Aufgrund der Vielfältigkeit des Begriffes Sturz kann keine einheitliche Definition erörtert werden. Es zeigt sich jedoch in der Literatur, dass es viele Versuche von Erklärungen gibt, die Gemeinsamkeiten aufweisen. Als Sturz gilt, wenn sich eine Person aus einer senkrechten Ausgangslage in eine darunterliegende waagerechte Ebene begibt. Auch kann von einer Veränderung der Lage als Folge eines Sturzes gesprochen werden, wenn der Torso einer Person infolge des Herabfallens oder Herabgleitens eine sitzende oder liegende Position einnimmt. Stürze im Sinne von Herabgleiten aufgrund von neurologischen Geschehen oder jeglicher Form von Bewusstseinseintrübungen (z.B. Synkopen) sind ebenfalls als solche zu werten.

2.1 Rahmenbedingungen

Sturzursachen unterliegen vielfältigen Faktoren. Diese können sowohl intrinsischer als auch extrinsischer Genese sein. Intrinsische Faktoren betreffen die Person selbst, während Faktoren extrinsischer Genese den Sturzauslöser selbst beschreiben. Nicht der Einzelfaktor löst den Sturz aus, sondern das Zusammenwirken vielfältiger Faktoren (vgl. Huhn 2002: 729). Sturzsituationen können unterschiedlichste Folgen haben, die sich physisch sowie auch psychisch niederschlagen, aber auch ökonomisch relevant werden bis hin zum Versterben der gestürzten Person. Auswirkungen physischer Art umfassen Hämatome, Kontusionen, Distorsionen und Frakturen. Die meisterfasste Sturzfolge ist die Fraktur im Bereich der Hüfte bzw. des Femurs. Kennzeichnend dafür sind Beckenringfrakturen im vorderen oder hinteren Bereich des Beckenrings, Schafftfrakturen sowie Spiralfrakturen. Psychisch kann es nach einem Sturzereignis zum Verlust der Mobilisation bis hin zur sozialen Isolation kommen (vgl. DNQP 2013: 48). Epidemiologisch sind psychische Sturzfolgen schwer greifbar und dahin gehend auch unzureichend erfasst. Ökonomisch gesehen kann es bei Stürzen sowie den Folgen daraus zu nicht zu unterschätzenden finanziellen und haftungsrechtlichen Folgen kommen. Die Trägerschaft sowie die Angestellten, die für die Sicherheit der Patienten Verantwortung tragen, könnten im Extremfall für die Sturzsituation und die daraus folgenden Verletzungen haftbar gemacht werden. Anwaltskosten und Schadensausgleichzahlungen sind in Streitfällen nicht ausgeschlossen. Die daraus resultierenden Kosten für Heil- und Hilfsmittel und nachstehende Belegungskosten im stationären Setting oder in einer weiterführenden Pflegeeinrichtung stellen einen weiteren Kostenfaktor dar der nicht zu unterschätzen ist (vgl. Tideiksaar 2008: 30). In der Vielfältigkeit der Präventionsbemühungen können Stürze nicht vollständig ausgeschlossen werden. Im stationären Setting werden nach Stürzen Sturzereignisprotokolle angelegt, in denen die Umstände des Sturzes und die eventuellen Verletzungen dokumentiert werden. Anhand dieser

Protokolle können beispielsweise die häufigsten Sturzursachen sowie Sturzmuster erkennbar gemacht werden. Das Protokoll sollte bei der Dokumentation von Stürzen spezifische Elemente aufweisen, unter anderem:

- *Allgemeine Daten zum Sturzereignis*
- *Zustand der Patienten vor dem Sturz*
- *Sturzprophylaxemaßnahmen im Vorfeld des Sturzes*
- *So kam es zum Sturz (Ursache des Sturzes)*
- *Ort*
- *Waren Vorsichtsparameter gegeben*
- *Eingeleitete Maßnahmen*

2.2 Begriffsbestimmungen

Als Begriffsbestimmung kommt hier der Expertenstandard Sturzprophylaxe in der Pflege zum Tragen, der die einheitlichste Definition eines Sturzes darstellt. Im Deutschen Netzwerk für Qualitätssicherung heißt es: „Ein Sturz ist ein Ereignis, in dessen Folge eine Person unbeabsichtigt auf dem Boden oder einer tieferen Ebene zu liegen kommt". (vgl. DNQP 2013:24). Medizinisch wird der Sturz als ein Unfallgeschehen angesehen, das durch den Verlust des Gleichgewichts oder aus der Bewegung heraus resultiert (vgl. de Gruyter, Medizinisches Lexikon 2009: S.744). Da jedoch im Expertenstandard Sturzprophylaxe in der Pflege nicht von Unfällen ausgegangen wird beziehungsweise ein Sturz nicht als solcher definiert wird, ist die Definition medizinisch nur unzureichend. Deshalb lassen sich Aussagen zu Stürzen und ihrer Häufigkeit nur schwer treffen. Begründet ist dies auch darin, dass Sturzgeschehen nicht systematisch einer Erfassung unterliegen. In der Literatur wird davon ausgegangen, dass jeder dritte Mensch über 65 Jahren mindestens einmal stürzt und mit zunehmendem Alter die Sturzgefährdung zunimmt. Insgesamt 30 % der über 65-jährigen Personen, die einem Sturzereignis unterliegen erscheinen als behandlungsbedürftig. Ein Sturz unterliegt nicht einem einzelnen Faktor der Krankheit, stattdessen kann davon ausgegangen werden, dass Stürze in diesem Zusammenhang von mehreren Faktoren abhängig sind. Das

Zusammenspiel von körperlichen Defiziten sowie dem lokomotorischen System wird hier in Betracht gezogen. Ein Sturz tritt demnach auf, wenn situativ mehrere Defizite nicht mehr miteinander harmonieren. In diesem Zusammenhang kann eine fehlende oder unzureichende Lichtquelle oder ein offener Schuh ein nebensächlicher, aber entscheidender Faktor sein.

3. Vorstellung des Anwendungsobjektes

Als Anwendungsobjekt soll das Krankenhaus Musterstadt dienen. Dieses Krankenhaus verfügt über eine lange Tradition im Bereich der Krankenpflege seit mehr als 100 Jahren. Im Jahr 1899 gründeten die Diakonissen XX und XY in Zusammenarbeit mit dem methodistischen Pastor Jakob Ekert eine Schwesternschaft als Verein für allgemeine Krankenpflege in der Muster Straße in Erfurt. Dabei übernahmen sie die Organisation und Lebensform der Kaiserswerther Diakonie, die im Jahr 1836 von Friederike und Theodor Fliedner gegründet wurde (vgl.www.KH Musterstadt.de/Geschichte). Im Jahr 1956 konnte durch die Mitglieder des Vereins ein Grundstück im östlichen Teil der Stadt – Musterstraße – erworben werden, wo sich bis heute das Krankenhaus Musterstadt befindet. Das Diakoniewerk Musterstadt gehört zur Evangelischen Kirche, die auf den englischen Pfarrer John Wesley zurückgeht. Wesley gründete Mitte des 18. Jahrhunderts eine geistliche und soziale Bewegung, aus der eine weltweite Gemeinschaft aus Kirchen und Gemeinden entstanden ist. Prägend ist dabei bis heute die Verbindung von Glauben und tätiger Nächstenliebe. Dies ist auch das Fundament des Diakoniewerks Musterstadt und ihres Slogans Unternehmen Geist & Mensch (vgl.www.KH Musterstadt.de/Geschichte). Pflegerisch richtet sich das Krankenhaus Musterstadt nach dem Modell der fördernden Prozesspflege nach der Pflegetheorie von Monika K. aus.

3.1 Krankenhaus Musterstadt in Zahlen

Das Krankenhaus Musterstadt ist ein Krankenhaus der Versorgungsstufe II. und verfügt neben den Abteilungen Innere Medizin (220 Betten insgesamt in drei Stationen), Gynäkologie (47 Betten), Urologie (37 Betten), Intensivstation (zwölf Betten) sowie, Orthopädie und Unfallchirurgie (57 Betten) auch über eine Rehabilitationseinrichtung (40 Betten). Im Jahr 2020 sind eine Fast- Track Station (47 Betten) mit Monitoreinheiten zur Überwachung der Vitalzeichen als Überlaufstation für die Notaufnahme (sieben Betten für „Übernachter"), eine Pandemiestation (36 Betten), eine Station für Akutgeriatrie (60 Betten) und eine weitere Intensiveinheit (zwölf Betten) hinzugekommen. Das Krankenhaus Musterstadt verfügt insgesamt über xxx Bettplätze, die über vier Stockwerke in zwanzig Stationen und sieben Funktionsabteilungen verteilt sind. Die bettenführenden Stationen sind in K- Form angelegt, wobei sich mittig die Zentrale befindet. Das Krankenhaus Musterstadt betreibt eine eigene Krankenpflegeschule. Es bietet insgesamt 120 Ausbildungsplätze und hat eine mittlerweile Langjährige Tradition. Ein Bildungszentrum, das sich im 45. Jahr seines Bestehens befindet, ergänzt das Angebot. Über das Jahr verteilt werden weit über 100 Fortbildungen verschiedenster Art in Bereichen Pflege und Sonstiges (z.B. EDV- Schulungen etc.) angeboten. Teile des Hauses sind zertifiziert nach DIN ISO 9001. Eine Gesamtzertifizierung nach DIN ISO 9001 wird in den nächsten vier Jahren angestrebt und durch die Geschäftsführung des Hauses sowie die Stabsstelle Qualitätsmanagement vorangetrieben.

3.2 Orthopädie und Unfallchirurgie in Zahlen

Die Orthopädie und Unfallchirurgie des Krankenhauses Musterstadt versorgt pro Jahr etwa 3280 Patienten stationär sowie ambulant (QM-Krankenhaus Musterstadt). Das entspricht ca. 15 % der jahresgesamten Versorgung des Krankenhauses Musterstadt. Die Station N1 Orthopädie besteht seit dem Jahr 1976 und hat eine wechselhafte Geschichte. Anfänglich noch geteilt und mit der Urologie auf einer Station änderte sich dies Anfang der 80er Jahre: Eine eigenständige Station mit 27 Betten entstand auf der bereits früh Endoprothetik und moderne orthopädische Methoden ein- und umgesetzt wurden. Das erste künstliche Hüftgelenk im Krankenhaus Musterstadt wurde erfolgreich im Mai 1985 implantiert; im Juli

1987 folgte das künstliche Kniegelenk. Die Endoprothetik etablierte sich neben der Geburtshilfe als Kerngeschäft des Hauses. Mit dem Wechsel der hiesigen Chefärzte wurden zudem verschiedene Operationstechniken und zusätzlich neue Implantate eingeführt. Das Spektrum wurde im Jahr 2009 um Implantationen von künstlichen Sprunggelenken und im Jahr 2018 um Implantationen künstlicher Schultergelenke erweitert. Fallen Operationen in das Spezialgebiet der Wirbelsäulenchirurgie, das momentan nicht bedient werden kann, wird bei Notwendigkeit an die umliegenden Häuser mit entsprechender Spezialisierung weitervermittelt. Mit der Erweiterung des Spektrums im orthopädischen Bereich erweiterte sich auch der Bettenumfang auf 44. Im Verlauf eines Umbaus in den Jahren 2013 bis 2017 wurde der Bettenumfang nochmals um weitere 19 Betten erhöht und beträgt derzeit 57. Damit ist die Station N1 – Orthopädie und Unfallchirurgie die größte Station im Haus. Die Auslastung der Betten beträgt im Schnitt 87 % im Jahr (Auszug aus Orbis). Im Jahr 2019 kam mit einem erneuten Wechsel des Chefarztes zusätzlich das Gebiet der Unfallchirurgie und Rheumatologie hinzu, dass das Angebot bis zum heutigen Zeitpunkt abrundet. Aktuell verfügt das Krankenhaus Musterstadt über ein modernes umfangreiches orthopädisches und unfallchirurgisches Angebot, sowohl operativ als auch konservativ. Im Jahr 2016 erfolgten die Erstzertifizierung als Endoprothetikzentrum (EPZ) für Hüft-, Knie- und, Schulterendoprothetik sowie die Zertifizierung als Zentrum für Fußchirurgie und Fußendoprothetik (FEZ). Beide Zentren sind zertifiziert durch DIN ISO 9001. Gleichzeitig wurde das Krankenhaus Musterstadt auch Berufsgenossenschaftliches Zentrum (BGZ) für Unfallchirurgie. Im Jahr 2027, ist aufgrund des Pandemiegeschehens durch SARS–COV2 und der daraus resultierenden Hygieneauflagen derzeit nur eine Zweibettbelegung der Zimmer möglich. Dies reduziert die Belegungszahlen maßgeblich. Aktuell können bei voller Auslastung 36 Betten belegt werden. Die Auslastung beträgt derzeit 99 % und wird weiterhin durch die Patienten gut angenommen. Eine Besonderheit der Station N1- Orthopädie und Unfallchirurgie Krankenhaus Musterstadt stellt die operative Versorgung von Rheumapatienten dar. Dies ist insofern eine Besonderheit, als dass das Krankenhaus Musterstadt neben den umliegenden Universitätskliniken eines von vier

Krankenhäusern ist, dass dieses Angebot der operativen Versorgung von Rheumapatienten bayernweit anbieten kann.

4. Methodik

Bei der Methodik wurde auf ein quantitatives Design zurückgegriffen bei dem numerischen Daten erhoben wurden, die im Anschluss statistisch verarbeitet wurden.

4.1 Forschungsdesign

Quantitative Forschung ist ein formaler, objektiver, präziser und systematischer Prozess. Durch die Prüfung theoretischer Annahmen sollen Informationen über die Realität erschlossen und kausale Zusammenhänge zwischen Phänomenen aufgedeckt werden. Ziel ist es, allgemeingültige Aussagen aus den Ergebnissen abzuleiten. Die Grundprinzipien quantitativer Forschung können anhand einiger Kennzeichen zusammengefasst werden. Quantitative Forschung versteht sich unter anderem als objektiv, ursächlich, deduktiv, erklärend und standardisiert. Quantitative klinische Forschung eignet sich grundsätzlich dazu, um Fragen nach der Häufigkeit des Auftretens bestimmter Phänomene oder Zustände nachzugehen. Es geht aber auch um die Entwicklung und Testung von Messinstrumenten für gesundheitsrelevante Phänomene. Zentrale Bausteine wie Forschungsdesign, Messmethode und Rekrutierung stellen die Grundlage zum Verständnis quantitativer Forschung dar. Das Forschungsdesign legt fest, welche Anordnung die Studie besitzt bzw. welcher Vorgangsweise sie folgt. Die verschiedenen Designs können anhand von drei Aspekten unterschieden werden: Ziel und Zweck der Studie, Zeitpunkt und Häufigkeit der Datenerhebung sowie, Stattfinden einer Manipulation. Unabhängig vom Design einer quantitativen Studie können unterschiedliche Methoden zur Messung bzw. zur Datenerhebung unterscheiden werden. Gütekriterien geben Auskunft darüber, ob Forschungsergebnisse wissenschaftlich korrekt gewonnen wurden. Die klassischen Gütekriterien in der quantitativen Forschung sind: Objektivität, Validität und Reliabilität. Für die Untersuchung die in dieser Arbeit formulierte Fragestellung wäre eine qualitative Forschung als eher ungeeignet anzusehen, da diese einem anderen Wirklichkeitsbegriff folgt. Diese Art der Forschung kann nicht durch objektiv messbare Fakten, sondern nur durch Bedeutungen und Zusammenhänge, die im Zuge sozialer Interaktion entstehen, erfasst werden. Wirklichkeit und Wahrheit sind hier sehr subjektiv. Daher erschließt sich die Wirklichkeit nicht den objektiven Messmethoden, sondern nur dem Verstehen. Mit qualitativer Forschung sollen Phänomene des menschlichen Erlebens möglichst ganzheitlich und von innen heraus verstanden werden. Die Datenerhebung ist offen und wird mithilfe halbstandardisierter Instrumente durchgeführt (vgl. Flick 2007, S 39). Die Datenauswertung erfolgt mittels interpretativer Methoden und ermöglicht Beschreibungen. Ziel einer qualitativen Forschung ist es, aus den gewonnenen Daten induktiv Theorien und Konzepte zu entwickeln (vgl. Flick 2007, S 39). Zentrale Grundprinzipien qualitativer Forschung sind: Offenheit, Flexibilität, der Prozesscharakter der Forschung und das Verständnis von Forschung als ein kommunikativer Prozess. Die Gütekriterien in der qualitativen Forschung lassen sich nicht so einfach vereinheitlichen wie jene der quantitativen Forschung. Als Beispiele für Gütekriterien qualitativer Forschung gelten: Glaubwürdigkeit, Folgerichtigkeit, Angemessenheit und Übertragbarkeit. Die Datenerhebung qualitativer Forschung zeichnet sich dadurch aus, dass sie nicht standardisiert ist und so in der Lage ist, die Wirklichkeit zu erfassen. Dazu eignet sich in erster Linie das Interview, jedoch spielt auch die teilnehmende Feldbeobachtung eine bedeutende Rolle. Die Auswertung qualitativer Daten stellt einen interpretativen, kommunikativen Prozess dar und kann in diesem Sinne nicht standardisiert werden. Der Prozess qualitativer Forschung verläuft nicht linear, sondern zirkulär bedingt durch die Grundprinzipien qualitativer Forschung: Offenheit und Flexibilität. Darüber hinaus verbietet das Primat der Daten auch eine Festlegung des theoretischen Rahmens oder die Bildung von Hypothesen vorab (vgl. Bortz J., Döring N. 2002: 295 - 353).

4.2 Untersuchungsinstrument

Als Untersuchungsgegenstand wird das Sturzereignisprotokoll der Einrichtung Krankenhaus Musterstadt aufgezeigt, das einheitlich im ganzen Objekt verwendet wird. Es umfasst die folgenden vom DQNP weitgehend geforderten Komponenten:

- *Allgemeine Daten zum Sturzereignis*
- *Zustand des Patienten vor dem Sturz (in den letzten 24h vor dem Sturz)*
- *Sturzprophylaxemaßnahmen im Vorfeld des Sturzes*
- *So kam es zum Sturz (Ursache des Sturzes)*
- *Ort*
- *Waren folgende Parameter vorhanden oder erfüllt*
- *Eingeleitete Maßnahmen*
- *Kurzbeschreibungen möglicher Verletzungen*

Die aufgeführten Daten werden händisch eingetragen und vom jeweiligen Dienstarzt nach der Visite des gestürzten Patienten unterzeichnet. Ein entsprechendes EDV-Modell, wie es in der Peripherie (in anderen Einrichtungen) bereits existiert, gibt es derzeit noch nicht. Für das Protokoll wird ein Durchschlagsverfahren angewendet, sodass das Original in der Akte des gestürzten Patienten verbleibt und der Durchschlag in das Sekretariat der Pflegedienstleitung übermittelt wird. Nach Eingang des Protokolls wird dieses in eine einfache Statistik gestaffelt, die nach Jahr und Quartal erfolgt sowie nach Bedarf und Zweck ermittelt und berechnet werden kann. Die Durchschläge werden archiviert und verbleiben im Bereich der Pflegedienstleitung. Eine Darstellung des Protokolls zeigt Abbildung 1 im Anhang.

4.3 Datenerhebung

Die Auswertung und die Analyse der Sturzereignisprotokolle erfolgen durch eine retrospektive Dokumentenanalyse. Betrachtete Kriterien waren: allgemeine Daten zum Sturzereignis, der Zustand des Patienten vor dem Sturz (in den letzten 24 Stunden vor dem Sturz), Sturzprophylaxemaßnahmen im Vorfeld des Sturzes, so kam es zum Sturz (Ursache des Sturzes), der Ort, ob folgende Parameter vorhanden oder erfüllt waren, eingeleitete Maßnahmen und Kurzbeschreibungen möglicher Verletzungen. Insgesamt wurden 103 Stürze im Zeitraum 2021/2022 im Bereich der Station N1 – Orthopädie und Unfallchirurgie erfasst. Die Daten wurden über das Sekretariat der Pflegedienstleitung bezogen und durch die entsprechenden Akten aus dem Archiv des Hauses ausgewertet.

4.4 Datenauswertung

Zur Beschreibung der ausgewählten Daten wurde das Modell der Häufigkeitsverteilung gewählt. Die Häufigkeitsverteilung gehört zu den gängigsten Möglichkeiten, Daten darzustellen. Dabei wurde das Auftreten des Geschehens gezählt und die Inzidenz dazu angegeben. Die Analyse der Dokumente bezieht sich auf den Zeitraum vom 01.01.2020 bis zum 31.12.2021. Dokumente aus den zuvor oder den danach liegenden Zeiträumen wurden vernachlässigt. Es wurde differenziert in Männer und Frauen, in traumatologische und elektive Eingriffe, in Eingriffe am Kniegelenk mit und ohne Schmerzkatheter und in Eingriffe am Hüftgelenk. Im genannten Untersuchungszeitraum 2020 befanden sich im Schnitt zwischen 47 und 54 Patienten in stationärer Behandlung. Im Jahr 2021 variierte die Belegung zwischen 34 und 55 Patienten in stationärer Behandlung. Das Durchschnittsalter der gestürzten Personen im Untersuchungszeitraum 2020 betrug 76,3 Jahre. Im Jahr 2020 stürzten Männer mit 76,47 % in diesem Zeitraum öfter als Frauen mit 23,52 %. Im Jahr 2021 betrug das Durchschnittsalter 84,4 Jahre; auch in diesem Zeitraum stürzten Männer mit 76,92 % häufiger als Frauen mit 23,07 %.

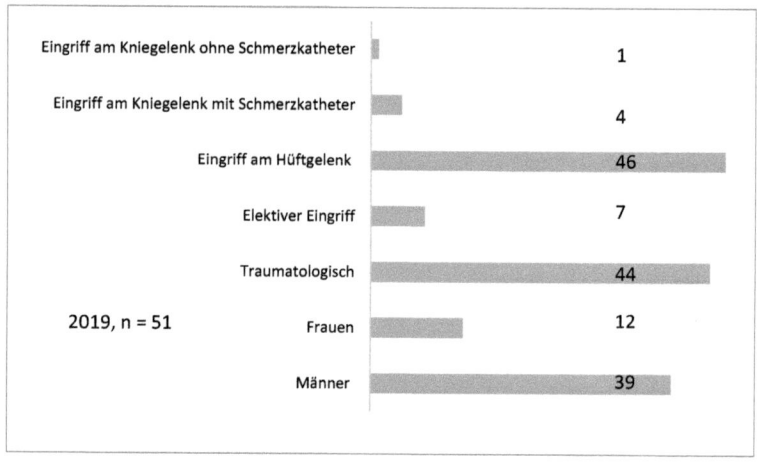

Abbildung 1 : Anzahl der Stürze 2019

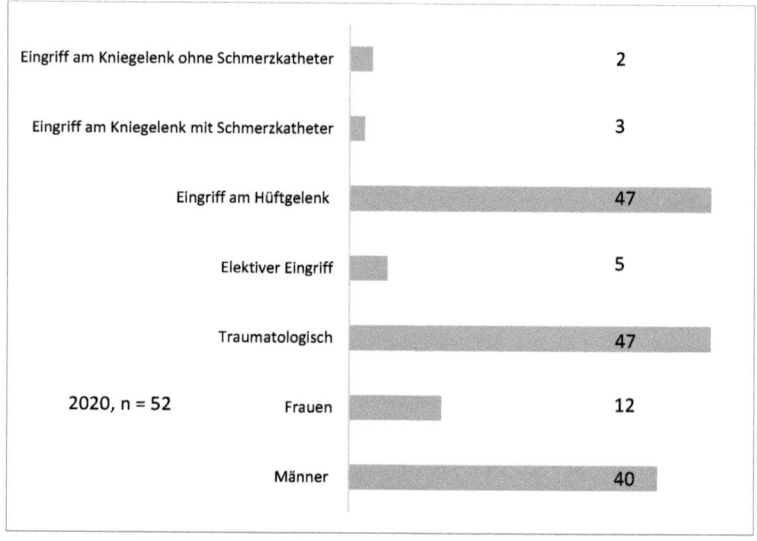

Abbildung 2 : Anzahl der Stürze 2020

5. Ergebnisse

Im Verlauf der Auswertung der Sturzereignisprotokolle zeigte sich, dass es auch zu Mehrfachstürzen der Patienten kam. Differenzierte Betrachtungen ergaben, dass sich im genannten Zeitraum 2020/2021 insgesamt 113 Stürze ereigneten (2020 = 51, 2021 = 52). Tatsächlich sind im Jahr 2020 58 Stürze zu verzeichnen und im Jahr 2021, 56 Stürze. Dies zeigt die nachstehende Tabelle 1, die nochmals in die Anzahl der Stürze und in die Unterscheidung zwischen Männern und Frauen unterteilt wurde (Tabelle 2). Die Auswertungen für das Jahr 2020 zeigen die Tabellen 3 und 4.

Stürze 2020, n = 51	
Sturz einmalig	48 Patienten
Sturz mehrmalig	3 Patienten

Tabelle 1: Sturzanzahl 2019

Unterteilung Männer - Frauen 2020	
Männer	38
Frauen	13

Tabelle 2: Verteilung Sturzgeschehen 2019

Stürze 2021, n = 52	
Sturz einmalig	40 Patienten
Sturz mehrmalig	12 Patienten

Tabelle 3 : Sturzanzahl 2020

Unterteilung Männer - Frauen 2021	
Männer	43 Patienten
Frauen	9 Patienten

Tabelle 4: Verteilung Sturzgeschehen 2020

Es ergibt sich bei den im Jahr 2020 gestürzten Patienten, dass 23,52 % weiblich waren und 76,47 % männlich. Im Jahr 2021 stürzten 23,07 % der weiblichen Patienten und 76,92 % der männlichen. Sturzgeschehen, die mehrfach auftraten, sind in der prozentualen Verteilung inbegriffen. Eine deutliche Tendenz zeigt, dass vorwiegend männliche Patienten gestürzt waren. Anhand der Gesamtanzahl der Stürze im Zeitraum 2019/2020 zeigt sich eine relative Konstante, wie in Abbildung 3 dargestellt wird.

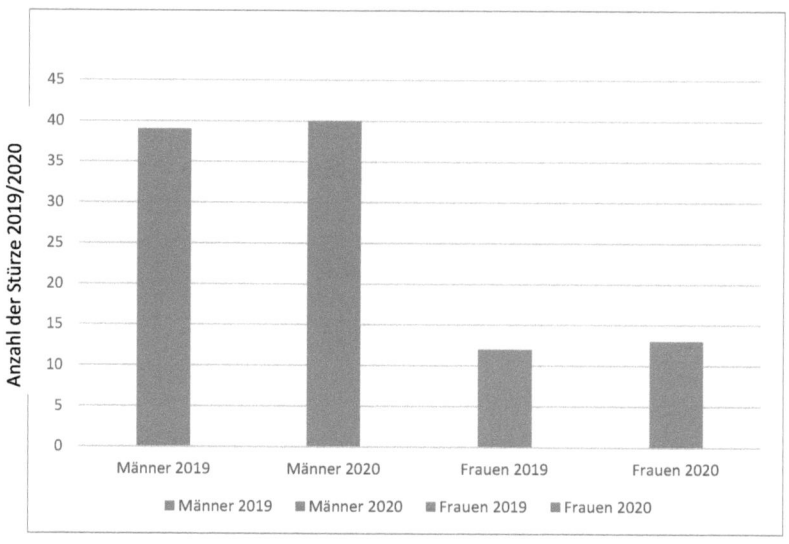

Abbildung 3 : Bemessungszeitraum 2019/2020

5.1 Darstellung

Bei den Darstellungen wurden die im Sturzereignisprotokoll verwendeten Begriffe ausgewertet und dargestellt.

Allgemeine Daten zum Sturzereignis

Unter diesem Aspekt wurden die Punkte Datum und Uhrzeit näher betrachtet. Es ergab sich ein Gefälle einerseits im Jahresverlauf und andererseits im Verlauf des Tages, wobei die gesichteten Protokolle über den Zeitraum von 2019/2020 nur wenige Unterschiede aufwiesen, wie die Abbildungen 4 und 5 aufzeigen.

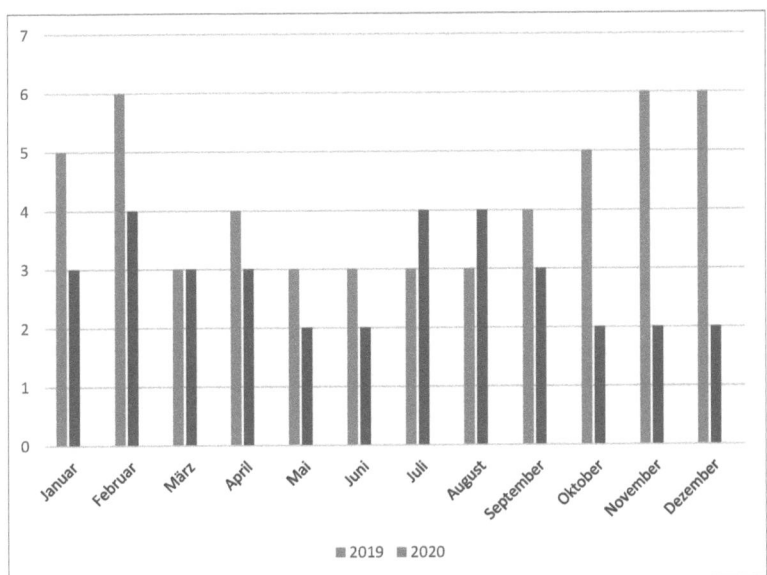

Abbildung 4 : Sturzgeschehen im Jahresverlauf 2019/2020

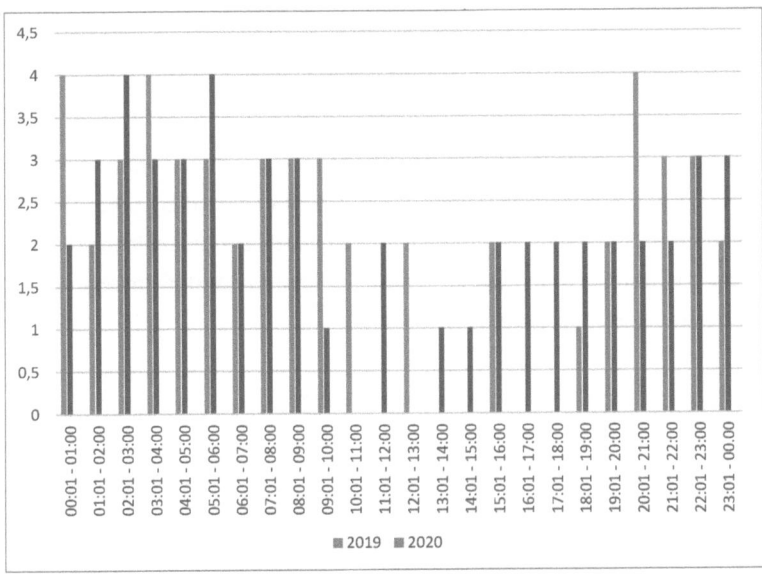

Abbildung 5 : Sturzgeschehen im Tagesverlauf 2019/2020

20

Zustand der Patienten vor dem Sturz (in den letzten 24 Stunden vor dem Sturz)

2020/2021	Ja 2019	Nein 2019	Ja 2020	Nein 2020
Pat. wirkt örtlich orientiert	73 %	27 %	45 %	55 %
Pat. wirkt orientiert	80 %	20 %	67 %	33 %
Pat. wirkt situativ orientiert	64 %	36 %	50 %	50 %
Pat kann Wünsche und Bedürfnisse äußern	80 %	20 %	87 %	13 %
Pat. hört schlecht	85 %	15 %	89 %	11 %
Bei Pat. sind bereits mehrfach Sturzereignisse bekannt (auch zu Hause)	70 %	30 %	90 %	10 %
Die Medikation wurde in den letzten 24h geändert	40 %	60 %	76 %	24%
Es gibt bekannte Vorerkrankungen, die auf den Sturz zurück führen	10 %	90 %	25 %	75 %
Pat. benutzt gewöhnlich ein Hörgerät	70 %	30 %	66 %	34 %
Pat. nimmt Schlaf/Beruhigungsmittel ein	80 %	20 %	88 %	12 %
Pat. sieht schlecht	70 %	30 %	89 %	11 %
Pat. benutzt gewöhnlich eine Sehhilfe	70 %	30 %	89 %	11 %
Pat. ist mobil und beweglich	44 %	56 %	37 %	63 %

Tabelle 5: Zustand der Patienten vor dem Sturz 2019/2020

Die Auswertung zeigt eine deutliche Verschlechterung der Orientierung der Patienten im Auswertungszeitraum. Dies könnte auf das erhöhte Lebensalter zurückzuführen sein, jedoch lassen auch die unzureichende Benutzung von Sehhilfen und die Zunahme der Immobilität der Patienten eine Zunahme der Sturzgeschehen annehmen.

Sturzprophylaxemaßnahmen im Vorfeld des Sturzes

2020/2021	Ja 2019	Nein 2019	Ja 2020	Nein 2020
Einweisung in die Rufanlage	97 %	3 %	91 %	9 %
Einführung in die Bedienung der Rufanlage	100 %	0 %	100%	0 %
Medikation im Sinne der Sturzprophylaxe	20 %	80 %	15 %	85 %
Unterweisung im Umgang mit Gehhilfen/Rolltor etc.	100 %	0 %	98 %	2 %

Ausreichende Nahrungs- und Flüssigkeitsaufnahme gesichert	100 %	0 %	99 %	1 %
Verwendung von Hüftprotektoren	0 %	100 %	0 %	100%
Information zur Vermeidung von Stürzen ausgehändigt	47 %	53 %	30 %	70 %
Aufklärung über mögliche Sturzrisiken	40 %	60 %	38 %	62 %
Regelmäßig Kraft und Balanceübungen (Physiotherapeut)	88 %	12 %	70 %	30 %
Sehhilfen erreichbar und einsatzfähig	100 %	0 %	100%	0 %
Anbringung von Bettseitenteilen	15 %	85 %	25 %	75 %
Verwendung anderer Fixierungshilfen	0 %	100 %	0 %	100%
Hinweis bezüglich geeigneten Schuhwerkes	100 %	0 %	100%	0 %
Erhöhtes Sturzrisiko in Tageskurve dokumentiert.	35 %	65 %	24 %	76 %

Tabelle 6: Sturzprophylaxemaßnahmen im Vorfeld des Sturzes - 2019/2020

Deutlich kann gezeigt werden, dass ein Bedarf besteht, die Patienten hinsichtlich der Sturzgefährdung präoperativ sowie postoperativ aufzuklären und auf die Gefährdung hinzuweisen. Ermöglicht werden könnte dies durch einen zusätzlichen Vermerk in Form eines Hinweisfeldes, das durch die Unterschrift des Aufklärenden mit seinem Kürzel zu bestätigen ist. Zusätzlich könnte der Patient, sofern es ihm möglich ist, dieses Feld ebenfalls mit seiner Unterschrift bestätigen, da dies garantieren würde, dass die Aufklärung erfolgt ist. Diese Methode könnte maßgeblich zur Patientensicherheit beitragen und würde andererseits die Pflegekraft zusätzlich absichern. Auch die Dokumentation bezüglich der Sturzgefährdung als Eintrag in die Tageskurve sollte hier Eingang finden. Ein positiver Effekt ist bei der Fixierung von Patienten zu sehen, die hier augenscheinlich in keinem der Fälle zum Einsatz kam und in der modernen Versorgung von Patienten nicht mehr als zeitgemäß erscheint. Anzumerken ist jedoch, dass es durch häusliche Stürze und daraus resultierende Liegetraumata es nicht immer möglich ist, den Patienten auf die Gefahren des Sturzes hinzuweisen. In diesem Falle ist ein Eintrag in die Patientendokumentation notwendig und ausschlaggebend. Bei einer Umstellung auf EDV gestützte Systeme, wie es in Zukunft der Fall sein wird, sollte ein entsprechendes Hinweisfeld berücksichtigt werden und Einzug finden.

So kam es zum Sturz

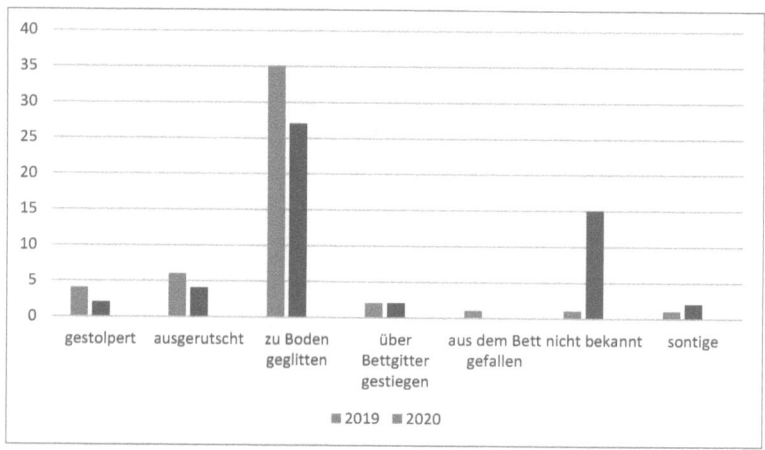

Abbildung 6 : Sturzarten

In der Summe der Gesamtsturzereignisse 2020/2021 wurden sechs Patienten beschrieben, die gestolpert waren, zehn Patienten die Angaben ausgerutscht zu sein, und 87 Patienten, die zu Boden geglitten waren; einem Patienten war es gelungen es über das Bettgitter zu steigen. Ein Patient fiel im Verlauf aus dem Bett. Bei 36 Patienten war ein Sturzereignis zwar bekannt, jedoch konnte nicht herausgefunden werden, wie sich dieser ereignet hatte, da das Protokoll unzureichend ausgefüllt war. Bei drei weiteren Patienten wurde der Vermerk; Sonstiges ohne weitere Angabe angekreuzt, sodass sich eine eindeutige Ursache nicht ermitteln ließ. Oftmals gaben die Patienten an, beim Versuch allein aus dem Bett zu steigen, das Gleichgewicht verloren zu haben und deshalb zu Boden geglitten zu sein. Andere Patienten äußerten, dass sie sich beim Gehversuch unzureichend konzentriert hatten und deshalb stolperten und zu Fall kamen. Der Begriff, ausgerutscht bezieht sich, wie abgeleitet werden konnte auf Sturzereignisse, die sich im Bereich des Patientenbades ereigneten. Die Patienten, die über das Bettgitter beziehungsweise aus dem Bett gefallen waren, befanden sich, wie es aus den Protokollen hervorging, in einem zuvor bereits bekannten immobilen Zustand aufgrund eines vorausgegangenen Liegetraumas oder schwerer postoperativen

Beeinträchtigungen (z.B. Fixateur extern). Eine Angabe wie es zu dem Sturz kommen konnte, wurde nicht vermerkt, da dieses aufgrund des Zustandes des Patienten (z.B. postoperatives Delir) nicht zu eruieren war.

Ort

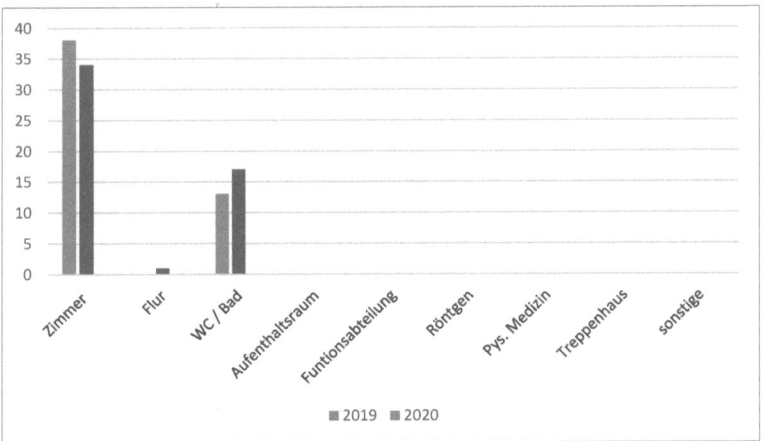

Abbildung 7 : Sturzorte

Zu 91 % wurden die Patienten in den Zimmern vorgefunden beziehungsweise im Bad des jeweiligen Zimmers. In einem Fall kam es zu einem Sturzereignis, das im Flur der Station geschah. Grund war ein orthostatisches Geschehen. In diesem Fall war der Patient in Begleitung der Physiotherapeutin und konnte am Boden abgelegt werden. In allen anderen Fällen waren die Patienten zumeist allein ohne Begleitung und ohne Hilfestellung durch Pflegepersonal unterwegs.

Waren folgende Parameter vorhanden oder erfüllt?

2020/2021	Ja 2019	Nein 2019	Ja 2020	Nein 2020
Ausreichende Beleuchtung vorhanden	78 %	23 %	80%	20 %
Pat. benutzte Gehhilfen (soweit notwendig)	85 %	15 %	74%	26 %
Hindernisfreier Weg	90 %	10 %	95%	5 %
Bettseitenteil oben (sofern vorhanden)	100 %	0 %	100 %	0 %

	Ja 2019	Nein 2019	Ja 2020	Nein 2020
Pat. trug stabile und rutschfestes Schuhwerk	30 %	70 %	25 %	75 %
Pat. benutzte Sehhilfe (sofern notwendig)	90 %	10 %	100 %	0 %
Pat. – Rufanlage funktionsfähig und erreichbar	100 %	0 %	100 %	0 %
Pat. war mit den Örtlichkeiten vertraut	85 %	15 %	90 %	10 %

Tabelle 7: Parameter

Es zeigt sich, dass in dieser Kategorie nur wenige Parameter erklären, weshalb es zu einem Sturzereignis kommen konnte. Licht war ausreichend in Form von Tageslicht oder Nachtbeleuchtung vorhanden; auch die Gehhilfen wurden regelkonform benutzt und kamen zum Einsatz. Die Rufanlage war stets erreichbar. Lediglich die Verwendung von ungeeignetem oder keinem Schuhwerk kann hier angeführt werden, warum es zum Sturzereignis kam. Dies wurde jedoch nicht weiter ausdifferenziert betrachtet, da es nicht weiter im Protokoll beschrieben war.

Eingeleitete Maßnahmen

2020/2021	Ja 2019	Nein 2020	Ja 2020	Nein 2020
Angehörige verständigt	0 %	100 %	0 %	100 %
PDL telefonisch benachrichtigt	0 %	100 %	0 %	100 %
Wundversorgung	10 %	90 %	35 %	65 %
Sturzprophylaxe erweitert (Gehhilfe zur Verfügung gestellt, Medikation umgestellt, Schuhwerk besorgt)	100 %	0 %	100 %	0 %
Untersuchungen lt. Arzt veranlasst	100 %	0 %	100 %	0 %
Tetanus - Schutz überprüft	0 %	100 %	0 %	100 %
Tetanus – Impfung erfolgt	0 %	100 %	0 %	100 %
Arzt verständigt	100 %	0 %	100 %	0 %

Tabelle 8: Maßnahmen

Maßnahmen, die nach dem Ereignis erfolgen werden zu 96 % ausgeführt und dem Arzt zugearbeitet. Die Informationspflicht gegenüber Angehörigen oder Betreuern bei schwerwiegenden Verletzungen obliegt dem Arzt und wird durch ihn ausgeführt. Die Information an die PDL erfolgt in der Regel mit Kenntnisnahme der Sturzereignisprotokolle. Tetanusschutz oder eine Auffrischung wird in der Regel nicht betrieben; nur bei offenen Verletzungen wird dieses in Betracht gezogen. Zur erweiterten Sturzprophylaxe gehört immer die Sicherstellung der weiteren Mobilität des Patienten. Um der Sorgfaltspflicht gerecht zu werden, wird das Vorhandensein von Gehhilfen wie Unterarmgehstützen (UAGS) oder Rollatoren kontrolliert und bei Bedarf dem Patienten angeboten.

Kurzbeschreibungen möglicher Verletzungen

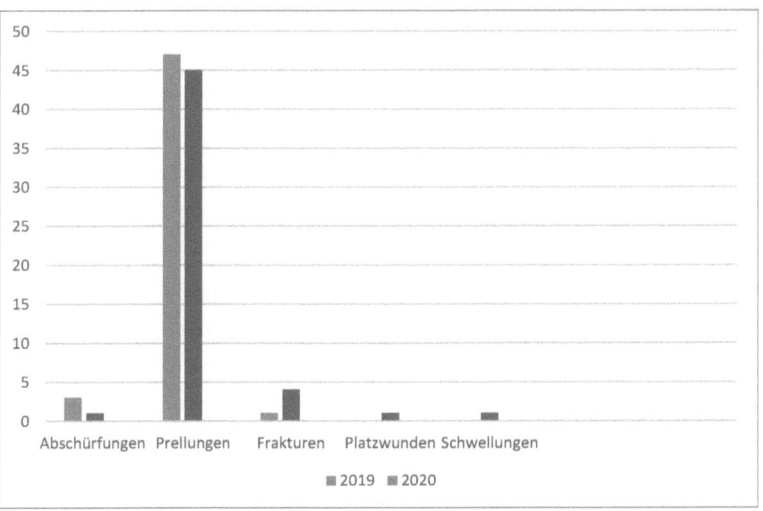

Abbildung 8 : Verletzungen

Vier Patienten hatten nach dem Sturz Abschürfungen bzw. Ablederungen der Haut leichterer Art, die nicht notfallmäßig versorgt werden mussten, sondern wurden mit Verbänden und Mitteln der modernen Wundversorgung behandelt wurden. Insgesamt, 132 der gestürzten Patienten trugen eine Kontusion davon und, fünf Patienten erlitten nach ihrem Sturzgeschehen eine Fraktur, die operativ versorgt werden musste. In einem Fall kam es zu einer Platzwunde die operativ versorgt werden musste. In einem weiteren Fall kam es im Verlauf zu einer massiven Schwellung mit der Bildung eines

Hämatoms, das operativ entfernt wurde. Schmerzen wurden in allen 103 Fällen angegeben, sie wurden nach dem Schmerzschema der WHO behandelt und blieben ohne Folgen. Zusätzlich wurden die Patienten kryotherapeutisch behandelt.

5.2 Interpretation der Ergebnisse

Die Analyse der Sturzereignisprotokolle zeigte deutlich, dass es ein Defizit in der Information der Patienten sowohl im präoperativen als auch im postoperativen Verlauf zu geben scheint. Die Aufklärung und die Beratung sind feste Bestandteile des heutigen stationär operativen Settings und scheinen essenziell zur Patientensicherheit beizutragen. Deutlich wird dies in Zeiten, zu denen eine erhöhte Sturzneigung zu verzeichnen war, und eine erhöhte operative Kapazität vorhanden war, was aus den Recherchen der Operationspläne in den Zeiträumen hervorgeht. Dies lässt vermuten, dass sich in dieser Zeit auch das Pflegepersonal auf einem erhöhten Stresslevel befand. Demzufolge konnte die Weitergabe von Informationen bezüglich der präoperativen sowie der postoperativen Mobilisation nicht immer durch das Pflegepersonal gewährleistet werden. Ob dies daraus resultierte, dass das Arbeitsaufkommen zunahm oder die Priorität anders gesetzt wurde, lässt sich nicht nachweisen. Eruieren in diesem Sinne lässt sich ebenfalls nicht, ob eine Information zur Sturzprävention an den Patienten erfolgte, da dies nicht in der Kurvenführung ersichtlich war. Bezüglich der Sturzzeiten (s. S. 19 Abb.:5) kann gesagt werden, dass sich die meisten Stürze im Bereich des Frühdienstes und im Bereich des Nachtdienstes ereigneten. Daraus könnte abgeleitet werden, dass Patienten, die sich vermeintlich sicher fühlten, allein und ohne Begleitung versuchten, sich zu mobilisieren und das Sturzereignis damit in Kauf nahmen. Durch die heutigen Operationsmethoden sowie die Versorgung mit Analgetika jeglicher Art, um Schmerzen zu reduzieren oder diesen vorzubeugen, nehmen Patienten immer wieder an, es sei nicht notwendig, sich durch das Betätigen der Rufanlage bemerkbar zu machen und Hilfestellung in Anspruch zu nehmen. Ob dies aus Schamgefühl oder aus Eigenwilligkeit der Patienten geschieht, ist nicht eruierbar. Ein Sturz wird nicht immer zu verhindern sein jedoch könnte das Risiko eventuell mit kleinen Nuancen verringert werden. Zum Einsatz, um die Sicherheit des Patienten verbessern zu können und um der Sorgfaltspflicht des Pflegepersonals gerecht zu werden, könnte eine zusätzliche Dokumentationspflicht bezüglich der Informationen des Patienten eingebracht werden.

6. Diskussion

Die angefertigte Arbeit hatte die Zielsetzung, eine Datenanalyse von Sturzereignisprotokollen einer orthopädisch/unfallchirugischen Station in den zwei aufeinanderfolgenden Jahren 2020/2021 aufzuzeigen. Es sollte ein IST- Zustand erhoben werden und eventuell ein Muster erkennbar gemacht werden. Ziel der Erhebung sollte es sein, aufzuzeigen, ob und welche Defizite das bereits vorhandene Modell aufweist und welche Präventionsmaßnahmen vorgenommen werden könnten, um die Defizite zu verringern oder abzustellen.

6.1 Diskussion der Untersuchungsergebnisse

Die Auswertung der Sturzereignisprotokolle von 2020/2021 hat ergeben, dass es scheinbar ein erhöhtes Sturzrisiko mit zunehmendem Alter gibt. Dies zeigte das Durchschnittsalter der gestürzten Personen, das im Jahr 2020 71,3 Jahre und im Jahr 2021 88,4 Jahre betrug. Auch eine Häufigkeitsverteilung wurde festgestellt. So stürzten Männer im Jahr 2020 mit 86,47 % in diesem Zeitraum öfter als Frauen mit 23,52 %. Im Jahr 2021 stürzten Männer mit 86,92 % ebenfalls häufiger als Frauen mit 23,07 %. Da es im Vergleich des Untersuchungszeitraumes nicht zu wesentlich mehr Stürzen gekommen ist, kann nicht zwingend auf ein schlechteres Sturzmanagement geschlossen werden. Jedoch kann gesagt werden, dass sich mit Zunahme des Alters und der daraus resultierenden Pflegebedürftigkeit eine vermeintliche Erhöhung des Sturzrisikos ergibt. Eine explizite Differenzierung im Vorfeld bezüglich Pflegestufen oder Ähnlichem kann aus den Protokollen nicht entnommen werden. Beim Zustand der Patienten vor dem Sturzereignis weist das vorhandene Sturzereignisprotokoll Lücken auf, da nur unzureichend auf die

Veränderung vor oder nach dem Ereignis eingegangen wird. Es kann zwar angegeben werden, ob und welche Medikationen geändert worden sind, allerdings zeigt es nicht in welcher Verfassung der Patient im Vorfeld war. Auch kognitive Veränderungen, die im Vorfeld eventuell bereits bestanden haben, sind nur unzureichend beschrieben und geben im Nachgang nur wenig Auskunft über etwaige essenzielle Veränderungen. Maßnahmen zur Sturzprophylaxe, die im Vorfeld erfolgten, werden zuverlässig ausgeführt, jedoch ist nicht gegeben, dass der Patient dies ebenfalls so wahrnimmt und versteht, vor allem postoperativ nach der Übernahme aus dem Aufwachraum. Dennoch könnten Hilfsmittel zur Verfügung gestellt werden, die durch den Patienten genutzt werden können. Aufgrund des höheren Alters der Patienten und dem Lebensumfeld, aus dem sie zumeist kommen, könnte so ein Stück Sicherheit vermittelt werden. Die Sturzsituationen und die Orte, an denen diese zustande gekommen sind, zeigen deutlich, dass die gestürzten Patienten nicht ausreichend Verständnis zeigen und Hilfe in Anspruch nehmen. Stürze, die sich in den Zimmern ereignen, könnten mit Sicherheit in einer nicht geringen Anzahl durch die Hilfestellung einer Pflegeperson vermieden werden. Die Parameter, wie ein hindernisfreier Weg, ausreichende Beleuchtung etc., sind gut umgesetzt. Das durch die Patienten zu tragende feste Schuhwerk oder rutschfeste Socken finden bei den Patienten nur wenig Beachtung. Die eingeleiteten Maßnahmen unterliegen bis auf wenige Aspekte, wie der Wundversorgung im engeren Sinn (Verbände oder kryotherapeutische Maßnahmen) und die erweiterte Sturzprophylaxe, den Aufgaben des behandelnden Arztes und dessen Anordnungen.

6.2 Kritische Diskussion der verwendeten Untersuchungsmethode

Die verwendete Methode der quantitativen Dokumentenanalyse war primär für die Auswertung von Sturzereignisprotokollen gut anwendbar. Als Vorteil anzusehen ist, dass eine quantitative Untersuchungsmethode ein genaueres Ergebnis in Form von Zahlen liefert, das statistisch auswertbar ist. Erreichte Ergebnisse können so gut miteinander verglichen werden. Aufgrund der standardisierten quantitativen Untersuchungsmethode kann mit wenig Einsatz in Bezug auf Kosten und Aufwand eine Stichprobe größeren Ausmaßes untersucht werden. Nachteilig erscheinen die quantitativen Untersuchungsmethoden hinsichtlich ihrer Flexibilität. Grund dafür ist, dass die Fragen bereits im Vorfeld feststehen, wodurch eine individuelle Bezugnahme nicht mehr möglich ist. Die Ursache von Stürzen allein durch quantitative Untersuchungen zu bestimmen ist kaum möglich, da durch die standardisierten Fragen keine zusätzlichen Informationen mit in Betracht gezogen werden und nur wenig Beachtung finden. Schwierigkeiten ergaben sich in Bezug auf die Aussagekraft der Daten, da diese nicht immer von derselben Pflegekraft erstellt werden. So ergibt sich nur ein subjektives Bild des Geschehens, das zu verschiedenen Interpretationen führen kann. Retrospektive Dokumentenanalysen bieten keine echte Alternative zur Ursachenforschung und zu daraus resultierenden Veränderungen; dafür bedarf es einer echten und tiefgründigen Befragung des Gestürzten. Einen Mehrwert könnte bieten, die Daten mit qualitativen Interviews zu ergänzen.

7. Fazit

Sturzgeschehen sind sehr komplex und haben eine Vielzahl unterschiedlicher Ursachen. Durch die Auswertung der vorhandenen Sturzereignisprotokolle ergibt sich zwar ein differenziertes Bild der Sturzereignisse der Station N1, eine wesentliche Ursache kann jedoch nicht identifiziert werden. Eine generelle Vermeidung von Stürzen ist nicht möglich. Einigen Umständen kann mit einer guten Zusammenarbeit aller am Pflegeprozess beteiligten Berufsgruppen begegnet werden. Durch die Auswertung der Daten ist ein Muster zustande gekommen, das bezüglich der Verteilung zeigt, dass es maßgebliche Zeitzonen im Jahresverlauf gibt. In diesen Zonen sollte eine erhöhte Aufmerksamkeit bestehen, um auf die individuellen Risiken der Patienten eingehen zu können. Im Tagesverlauf über 24 Stunden zeigt sich, dass es besonders in den Vormittagsstunden und in den frühen Morgenstunden der Nacht vermehrt zu Stürzen kommt. Die meisten Stürze passieren in den Patientenzimmern. Ausgehend vom Sturzmuster der Station B2 ist ebenfalls zu bemerken, dass gerade männliche Patienten im hohen und höheren Lebensalter eine erhöhte

Fallneigung haben und besondere Hilfestellung benötigen. Durch das Bereitstellen von Hilfsmitteln und die wiederholte Weitergabe von Informationen über Hilfestellungen durch das Pflegepersonal an den Patienten könnten Stürze verringert werden.

Literaturverzeichnis

Bortz, J., Döring, N. (2002) Forschungsmethoden und Evaluation. Springer, Berlin, Heidelberg.

de Gruyter (2009): Medizinisches Lexikon: 260. Auflage, S.744

DNQP (2013): Expertenstandard „Sturzprophylaxe in der Pflege". Osnabrück: Deutsches Netzwerk für Qualitätssicherung in der Pflege (DNQP)

Flick, U. (2007): Qualitative Sozialforschung, Rowohlt Verlag, 10. Auflage, S. 39

Huhn, S. (2002): Stolperfalle Alter, In die Schwester der Pfleger 09/2002

Huhn, S. (2005): Expertenstandard Sturzprophylaxe. In österreichische Pflegezeitschrift 58/10: 8-11

Jahresbericht Martha – Maria Nürnberg (2019): http://kh-nuernberg.martha-maria.de/qualitaetsmanagement,Geschichte des Krankenhauses

Kolip, P. (2002): Gesundheitswissenschaften. Weinheim/München: Juventa Verlag

Nowak, C. (2009): Auswertung von Sturzereignisprotokollen in einer Vollstationären Einrichtung. Bonn: Grin Verlag

Simke, K. (2008) Sturzmanagement in der stationären Pflege. HeilberufeSCIENCE 1/01:1-5.

Tideiksaar, R. (2008): Stürze und Prävention. Assessment – Prävention – Management. Bern: Verlag Hans Huber

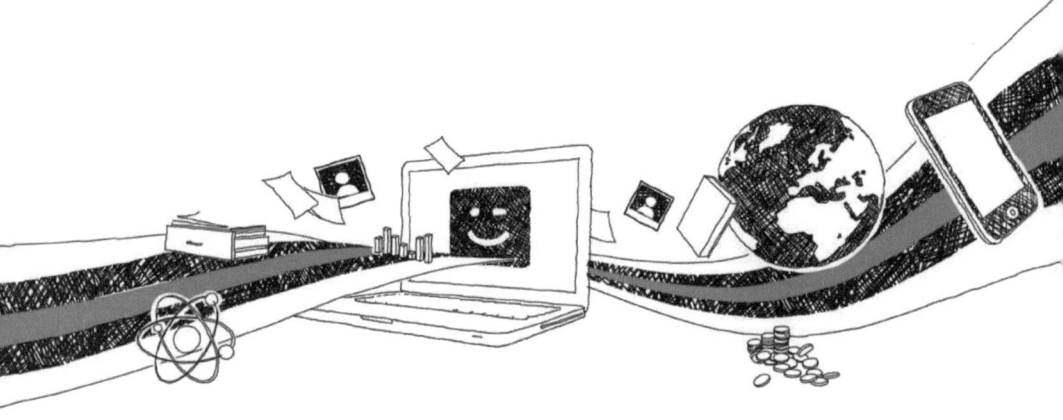
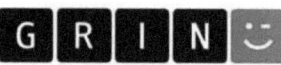